BEI GRIN MACHT SICH IHR WISSEN BEZAHLT

AF145159

- Wir veröffentlichen Ihre Hausarbeit, Bachelor- und Masterarbeit

- Ihr eigenes eBook und Buch - weltweit in allen wichtigen Shops

- Verdienen Sie an jedem Verkauf

Jetzt bei www.GRIN.com hochladen und kostenlos publizieren

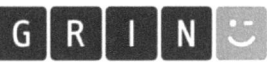

Bibliografische Information der Deutschen Nationalbibliothek:

Die Deutsche Bibliothek verzeichnet diese Publikation in der Deutschen National-bibliografie; detaillierte bibliografische Daten sind im Internet über http://dnb.d-nb.de/ abrufbar.

Dieses Werk sowie alle darin enthaltenen einzelnen Beiträge und Abbildungen sind urheberrechtlich geschützt. Jede Verwertung, die nicht ausdrücklich vom Urheberrechtsschutz zugelassen ist, bedarf der vorherigen Zustimmung des Verla-ges. Das gilt insbesondere für Vervielfältigungen, Bearbeitungen, Übersetzungen, Mikroverfilmungen, Auswertungen durch Datenbanken und für die Einspeicherung und Verarbeitung in elektronische Systeme. Alle Rechte, auch die des auszugsweisen Nachdrucks, der fotomechanischen Wiedergabe (einschließlich Mikrokopie) sowie der Auswertung durch Datenbanken oder ähnliche Einrichtungen, vorbehalten.

Impressum:

Copyright © 2019 GRIN Verlag
Druck und Bindung: Books on Demand GmbH, Norderstedt Germany
ISBN: 9783668960213

Dieses Buch bei GRIN:

https://www.grin.com/document/476728

Jessica Hernandez Almanza

Eine pflegewissenschaftliche Untersuchung zum "Marte Meo Konzept"

Über seine Umsetzung in der Pflege und Betreuung von Menschen mit Demenz

GRIN Verlag

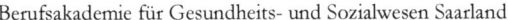

Berufsakademie für Gesundheits- und Sozialwesen Saarland

Das „Marte Meo Konzept" seine Umsetzung in der
Pflege und Betreuung von Menschen mit Demenz

Jessica Hernandez Almanza

Inhaltverzeichnis

1. Einleitung und Vorstellung des Marte Meo Konzeptes

„Ich fühle mich wie 23. Entschuldigung, wie alt bin ich eigentlich?"

„Sie sind 93." – „Das ist nicht Ihr Ernst!"

(Ein Bewohner im Seniorenzentrum beschreibt sein Lebensgefühl.)

„Ich habe ja diese Sache mit meinem Kopf. Aber, wer weiß, vielleicht kriege ich ja mal einen neuen."

(Äußerung einer alten Dame mit Demenz gegenüber einer Besucherin im Altenheim.)

Bis morgen!" – „Morgen?! Aber morgen ist doch jetzt schon!"

(Reaktionen eines Herrn mit Demenz auf die Verabschiedung eines Mitarbeiters.)

(Obengenannte verschiedene Zitate von Demenz erkrankten Patienten/Bewohnern aus der Alzheimer Gesellschaft Kreis Gütersloh e.V., o.J.)

Was ist, wenn das Vergessen zum Alltag wird? Die vorliegende Arbeit beschäftigt sich mit der Anwendung des Marte Meo Konzept in der Betreuung von Menschen mit Demenz. Diese Krankheit verändert das Leben der Betroffenen sowie der Angehörigen massiv.

Das Marte Meo-Konzept ist ein Arbeitsmodell, mit dem weltweit -gegenwärtig in über 40 Ländern- in verschiedensten Projekten mit Erfolg gearbeitet wird und das zunehmend auch wissenschaftlich evaluiert wird.

Der Sitz des internationalen Netzwerks ist Eindhoven, Niederlande.

Auf diese Stelle findet die beobachtungsgeleitete Marte-Meo-Methode ihren Platz (Aart, 2011). Sie gehören zu den bekanntesten videobasierten Beratungs- und Coachingmethode und wird seit mehreren Jahren auch in der Betreuung und Pflege von demenzerkrankten Menschen genutzt (Becker, 2013, 2014; Berther u. Lossli, 2015, Dinand, Becker u. Berwig, 2017) Bei der Marte- Meo- Arbeit werden Alltagssituationen gefilmt, in denen Probleme z.B. mit einem Menschen mit Demenz erwartet werden oder auftauchen. Damit rücken konkrete Alltagssituationen in das gemeinsame Blickfeld. Diese bilden die Grundlage der Beratung- und Coachingarbeit mit Marte Meo.

Das Marte Meo Konzept zeichnet sich durch Vermittlung von Informationen über Video-bilder mit einfachen Worten aus und dem daran anschließenden handlungsorientiertes Umsetzen von "Übungsschritten" im Beratungsprozess.

Marte Meo ist ein Video-Beratungs-Konzept und versteht sich als ressourcenorientiertes Programm zur Entwicklungsunterstützung mit der Methode der Videointeraktionsanalyse. Der Schwerpunkt liegt auf der Einübung von natürlichem kommunikativem Verhalten. Die vorhandene Kraft und die Fähigkeiten des einzelnen Person zu sehen und zu entwickeln, um sie zur eigenständigen Problemlösung zu befähigen. (vgl. Marte Meo Konzept, o.J.)

Der Name Marte Meo kommt aus der Latein: „mars martis" und bedeutet „aus eigene Kraft". Wurde in den 70-80-er Jahren von die Niederländerin Maria Aarts entwickelt. Das hat sie damals mit ihrer eigenen Kinder getestet. Ihr ging es darum, einen Beratungsansatz zu entwickeln, der es Eltern, Pflegenden usw. von Menschen „mit besonderen Bedürfnissen" ermöglicht, diese bestmöglich in ihrer Entwicklung zu unterstützen. Als „Menschen mit besonderen Bedürfnissen" bezeichnet sie hierbei Menschen, die – aus welchen Gründen auch immer – bestimmte Entwicklungsschritte (noch) nicht vollzogen haben, nicht vollziehen können oder wieder verloren haben. Damit ist das Konzept in einem breiten Rahmen anwendbar.

Grundlage des Beratungsansatzes ist das sogenannte natürliche Entwicklungsunterstützungsmodell, wie wir es beim Umgang von Eltern mit ihren Säuglingen finden. Videos machen deutlich, welche wesentlichen Elemente Säuglingen benötigen, um einerseits ausreichend Sicherheit in ihrer Lebenssituation zu erfahren und andererseits den Freiraum zu erleben, den sie benötigen, um sich zu entwickeln. Bei genauer Betrachtung sind dies auch die kleinen Momente des Alltags, die darüber entscheiden, ob wir uns respektvoll oder respektlos behandelt fühlen. Dieses Modell nutzen wir unser ganzes Leben lang in unterschiedlicher Ausprägung.
Menschen mit eingeschränkter Entwicklung profitieren davon, wenn sich der Umgang mit ihnen in einem hohen Maß an diesem natürlichen Modell orientiert und können unter

diesen Bedingungen Entwicklungsschritte nachholen, wiederentdecken oder zumindest die ihnen zur Verfügung stehenden Fähigkeiten in einem größtmöglichen Maß nutzen. Grenzen, die zum Beispiel durch die zugrunde liegende Krankheit oder Behinderung vorgegeben sind, können damit nicht überschritten werden. Es ist aber immer wieder erstaunlich, wie viel gelingt, wenn der zur Verfügung stehende Entwicklungsraum genutzt wird.

Die wesentliche Orientierung, die uns trägt, ist die Orientierung zur Person. Wer bin ich? Bin ich liebenswert? Was zeichnet mich aus? sind Fragen, die Menschen ein ganzes Leben begleiten. Sind diese Fragen nicht zufriedenstellend beantwortet, können auch andere Herausforderungen nicht befriedigend bewältigt werden.

Ein freundliches Gesicht, eine warme, herzliche Stimme und körperliche Nähe geben Antwort auf diese Fragen. Gesicht und Stimme signalisieren dem Säugling, dass seine Eltern gerne bei ihm sind, er liebenswert ist. Die körperliche Nähe erleichtert es dem Säugling zu wissen, dass er gemeint und nicht alleine ist.

Auf diese Weise erhält ein Säugling immer wieder die Information, geliebt zu werden, wichtig zu sein, gut zu sein und kann darauf aufbauend ein Gefühl von Sicherheit und Selbstbewusstsein entwickeln. Dies ermöglicht es ihm, sich auch der Welt zuzuwenden und diese aktiv kennen zu lernen.

Bei der weiteren Beobachtung wird deutlich, wie Eltern in vorgegebenen Handlungssituationen, zum Beispiel Waschen, Anziehen, Anreichen, immer wieder eine klare Struktur vermitteln. Sie machen Anfang und Ende der Handlung deutlich mit Worten wie, Jetzt geht's los! So! Achtung! zu Beginn und Geschafft! Das war's! Prima! Hervorragend gemacht! am Ende. Damit erhält das Kind eine klare Information, wann eine Herausforderung ansteht und wann es sich wieder entspannen kann und entwickelt eine Idee von Rhythmus. Während der Handlung benennen Eltern in kleinen Schritten, was sie jeweils tun. Auf diese Weise erfährt das Kind, wie sich eine Handlung zusammensetzt, was alles dazu gehört und ganz nebenbei lernt es Sprache und entwickelt Körperbewusstsein. (vgl. Becker, 2014)

2. Zielsetzung

Diese Hausarbeit, der sich die Aufgaben stellt, das Erkenntnis von Marte Meo Konzept zu verbreitet und die Möglichkeiten systematischer Hilfe für die Arbeit mit demenziell

5

Erkrankten Menschen zum Thema zu machen, passt zu einer Reihe mit dem Überschriften Leben, Liebe, Arbeiten. Unter alle drei Worten lassen sich besondere Herausforderungen der Situation von Menschen mit Demenz ausmachen.

Menschen mit Demenz verlieren ihre kognitiven Fähigkeiten, ihre Orientierungssinn und Teil ihres Erinnerungsvermögens, nicht aber ihre Fähigkeit zu fühlen und damit die Befähigung, liebevolle u.a. Gefühle zu hegen

Die vorliegende Hausarbeit beschäftigt sich mit der Frage, ob Marte Meo in Demenz Betreuung sinnvoll und Hilfreich ist. Es zeigt wie man am besten die Methode in verschiedenen Rahmen anwenden können, und wie man eine zufriedene und angenehmer Alltagssituation erreichen kann.

Diese Hausarbeit gliedert sich in 3 Teile. Im ersten Teil geht es um Beschreibungen und Sichtweise der „Demenz" aus medizinischer Sicht und Pflege. Im zweite Teil Vertiefung des Marte Meo Konzept, wie es funktioniert und wie das Konzept ansetzbar ist. Die Wirkung von der Pflegeperson bzw. Eltern, mit der Anwendung des Konzept in Bezug zur die Alltagsituation und zur Patient. Der Schwerpunkt dieser Hausarbeit widmet sich der Frage, was die Marte Meo Methode als eine Form von systematischer Beratung und systematischem Coaching zum Verständnis und zur Bewältigung des Demenz erkrankenden Menschen leisten kann. Abschließend, im Schlussteil, geht es um bisherige Evaluationen zu Marte Meo Methode und um ein Fazit der vergangene Überlegungen. können.

3. Methodisches Vorgehen

Die Grundlage diese Hausarbeit im Modul P02 Wissenschaftstheorie, Gesundheits-, Sozial-, Kommunikations- und Sprechwissenschaften sowie Bezugswissenschaften berufsspezifischer Handlungsfelder ist eine Literaturrecherche und Videobeobachtung. Die verwendeten Literaturquellen habe ich in der Hochschule Bibliothek Saar (HTW) im Saarland entnommen. Darüber hinaus habe ich Fachzeitschriften, Tageszeitungen, Magazine und die Suchmaschine „Google" zur Recherche im Internet genutzt. Interessierte können sich Beispiele von Marte Meo- Videosequenzen auf YouTube ansehen. Das war für mich sehr hilfreich.

4. Demenz aus medizinischer Sicht

Demenz kann aus medizinischer Sicht als eine Störung des neuronalen Netzwerks beschreiben werden. Ein schleichender Verlust von Nervenzellen des Gehirns führt zu einer Schädigung von Synapsen, den Überträgerstellen neuronaler Informationen. Damit wird die Wahrnehmung verändert und eingeschränkt. Wahrnehmungen und Sinneseindrücke werden normalerweise mit früheren Erfahrungen, Zusammenhängen, Einschätzungen, Gefühlen und der Wahrnehmung des jeweiligen Kontextes vernetzt. Erst durch diesen Prozess der Vernetzung ist Verstehen möglich. Fehlen Verbindungsglieder bzw. ist die Übertragung gestört, kann es schnell zu Fehleinschätzungen, Erinnerungslücken und Missverständnis kommen, wie wir es bei dementiellen Erkrankungen erleben. Im welcher Form sich dies bemerkbar macht, hängt zu nächst davon ab, in welchem Gehirnareal der Nervenzellenuntergang lokalisiert ist. Unterschiedliche Lokalisationen führen zu unterschiedlichen Symptomen und erklären die unterschiedlichen Formen von Demenz, Demenz ist in diesem Sinne dem Oberbegriff für eine Gruppe neurodegenerativer Erkrankungen (Maier u. Barnikol, 2014)

Die häufigste Form demenzieller Erkrankungen, ist die Alzheimer-Demenz, bei der Nervenzelluntergänge vorwiegend in Hirnarealen zu finden sind, die mit dem Gedächtnis und dem logischen Verständnis zu tun haben. Dabei ist der Verlust des Kurzzeitgedächtnisses ein wesentliches Frühsymptom.
Die zweithäufigste Form ist die vaskuläre, d.h. gefäßbedingte Demenz. Hier führen Durchblutungsstörungen verschiedener Hirnareale zu entsprechen Ausfällen. Nicht selten liegen diese beiden Formen von Demenz auch kombiniert vor.
Daneben gibt es seltener Demenzerkrankungen wie Lewy-Body-Demenz, frontotemporale Demenz u.a.
Nur in circa 2 % aller Fälle ist die für eine Demenz typische Symptomatik Ausdruck einer dahinterliegenden und potenziell heilbaren Erkrankung, z.B. einer starken Unterfunktion der Schilddrüse oder einer Depression, man redet von Pseudodemenz. (vgl. Deutsche Alzheimer Gesellschaft e. V., 2018). In allen anderen Fällen ist eine Heilung nicht möglich.

Zur ungefähren Häufigkeitsverteilung siehe Abbildung 1.

Demenzielle Erkrankungen sind überwiegend Erkrankungen des Alters. Dies zeigt sich deutlich in der Altersverteilung demenzieller Erkrankung. (Siehe Abbildung 2)

Daneben gibt es auch Frühformen der Alzheimer-Demenz (Auftreten der Erkrankung vor dem 60. Lebensjahr) und einzelner Krankheitsbilder wie die Frontotemporale Demenz, die schon in sehr jungem Alter (ab ca. 20 Jahre) auftreten können.

Die Zunahme die Demenzerkrankungen, ist objektiv durch Zahlen belegt. Nach Angabe der Deutsche Alzheimer Gesellschaft ist damit zu rechnen, dass die Zahl demenziell erkrankter Menschen von geschätzt 1.551.800 im Jahr 2015 auf 3.306.370 im Jahr 2060 steigen wird.

Neben der verbesserten Diagnostik- viele Menschen mit Demenz wurden früher als verkalkt, ein bisschen tüttelig o.ä. beschreiben – trägt die höhere Lebenserwartung dazu bei.

Hohes Alter stellt neben Erkrankungen des Herz-Kreislauf-Systems den Hauptrisikofaktor für ein Demenzerkrankung dar (Kurz, Freter, Salx u. Nickel, 2016).

Gleichzeitig mehren sich Hinweise darauf, dass der prognostizierte Anstieg geringer ausfallen könnte als erwartet. Eine statistische Auswertung aus den USA konnte zeigen, dass dort der Anteil Betroffener vom 11,6 der über 65-Jährigen im Jahr 2000 auf 8,8 % Betroffener im Jahr 2012 gesunken ist. Ursächlich wird die in diesem Zeitraum gestiegene Rate von Menschen mit einem Hochschulabschluss gesehen. Geistige Regsamkeit und höhere Bildung scheinen einer Demenz vorzubeugen – das Gehirn bleibt in Übung und diese Personengruppe ernährt sich im Allgemeinen auch gesundheitsbewusster (vgl. Bartens, 2016)

Die Diagnose einer Demenz gründet sich auf ein Bündel von Untersuchungen. Dazu gehören neben dem Ausschluss behandelbarer Grunderkrankungen wie z.B. einer Unterfunktion der Schilddrüse insbesondere die Erhebung der Krankengeschichte (Anamnese) aus Sicht des Betroffenen und der Angehörigen. Neuropsychologische Test, bildgebende Röntgenverfahren, Laboruntersuchungen sowie Untersuchung des Liquors (Rückenmarksflüssigkeit) ergänzen die Diagnosestellung. So ist es mittlerweile in vielen Fällen möglich, die Diagnose mit hinreichender Sicherheit zu stellen.

Üblicherweise schreitet die Erkrankung kontinuierlich voran, wobei das Tempo individuell sehr unterschiedlich sein kann. Frühere Demenzen zeigen eine höhere Progredienz als später. Die Lebenserwartung von Menschen mit Demenz ist statistisch gesehen verkürzt. Aus medizinischer Sicht werden im Verlauf drei Stadien unterschieden- die frühe, die mittlere und die schwere bzw. späte Demenz.

Während in der Frühen Demenz eine selbständige Lebensführung im Allgemeinen- mit Einschränkungen- noch möglich ist, benötigen die Erkrankten mit mittlerer Demenz ein höheres und hohes Maß an Unterstützung, um den Alltag bewältigen.

Bei schwerer Demenz sind die Patienten durchgängig von Hilfe und pflegerische Maßnahmen abhängig. Bereichen der Pflege herrschen die medizinischen Defizite Orientierte Verständnis. Dabei spielen das nahe das familiäre Umfeld des Erkrankten, eine zentrale Rolle.

Auch wenn die medizinische Forschung zahlreiche Rätsel um die Erkrankung gelöst hat, bleibt noch vieles offen. So können zwar die jeweiligen Symptome relativ gut in Beziehung zur Lokalisation der Zellüntergänge gesetzt werden; nichtsdestotrotz scheint es keine eindeutige Beziehungen zwischen Ausmaß der Zellschädigung und Symptomen zu geben.

So bestätigt die seit 1986 in den USA laufende sogenannte Nonnenstudie zwar den Zusammenhang zwischen Eiweißablagerungen in Gehirn, sogenannten Plaques, und kognitiven Defiziten; dies erklärt allerdings nur einen Teil der Symptomatik.

Die Studie untersucht seit 1986 Nonnen, also Menschen mit einem vergleichbaren Lebensstil und einem konstanten Lebenssetting, biografisch, mittels psychodiagnostischer Test und teilweise einer Untersuchung von Gewebeproben nach dem Tod.

Interessanterweise finden sich hierbei immer ausgeprägte Gehirnschädigungen, die nach dem Tod anhand von Gewebeproben festgestellt werden, jedoch ohne erkennbare wesentliche kognitive Einschränkungen zu Lebzeiten (vgl. Klug, 2015)

Dem Autor zufolge vermuten die Wissenschaftler, dass der Lebensstil dieser Bevölkerungsgruppe einen wesentlichen positiven Einfluss auf die Ausprägung demenzieller Symptomen hat. Es handelt sich dabei um regelmäßige geistige und körperliche Aktivitäten, soziale Faktoren, starke Gläubigkeit, Gebete, Enthaltsamkeit sowie eine abwechslungsreiche und erfüllende Arbeit.

4.1. Pflege von Menschen mit Demenz

Ist die Diagnose gestellt, obliegt ein Großteil der weiteren Betreuung den Angehörigen und den ambulanten, stationären und teilstationären Pflegeeinrichtungen. Auch trifft die Bezeichnung Demenzerkranker weitgehend auf Ablehnung, weil damit eine Reduzierung der betroffenen Menschen auf die Krankheit vorgenommen wird. Dies wiederspricht einer humanen und ganzheitlichen Sicht auf die betroffenen Menschen und ihre Lebenswelt.

Der Blick auf die steigende Anzahl der Menschen mit Demenz gibt Anlass zur Sorge. Angesichts des bereits jetzt akuten Pflegenotstandes stellt sich die Frage, wie die Versorgung und Pflege der Betroffenen zukünftig gewährleistet werden kann.

Befriedigende Antworten darauf sind in jedem Falle mit erheblichen gesellschaftspolitischen Herausforderungen verbunden. Ein großer Teil der Pflege von Menschen mit Demenz wird in der Familie geleistet- häufig mit ergänzender Unterstützung durch professionelle ambulante Pflegedienst.

Die Pflege erfordert ein hohes Maß an persönlicher Präsenz In frühen und mittlerem Stadium demenzieller Entwicklungen geht es um die Begleitung in den Pflegealltagssituationen durch Anregung, Anleitung und Bestätigung und weniger um die Übernahme von klassischen Pflegehandlungen wie Waschen, Anziehen und dem Anreichen von Nahrung. Gerade die Gestaltung des Alltags- Wie verbringe ich mein Tag? Was mache ich? – stellt Menschen mit Demenz vor große Herausforderungen.

Im weiteren Verlauf wird Demenz zum mittlerweile häufigsten Grund für die Aufnahme in ein Pflegeheim. Für die Mitarbeiter in Pflegeeinrichtungen bedeutet dies, dass sie sich immer wieder auf die besonderen individuellen Bedürfnisse von Menschen mit Demenz einlassen müssen und viele Abschiede erleben.

Eine neuere Studie, die den Zusammenhang zwischen beruflichen Belastungen und krankheitsbedingte Ausfällen erfasst (Knieps u. Pfaff, 2016), macht deutlich, dass in Pflegeberufen ein signifikanter Zusammenhang zwischen den vielfältigen beruflichen Belastungen der Pflegenden und der Häufigkeit von somatischen wie psychischen Erkrankungen besteht. Das ist ein krasser Belag für die strukturellen Mängel in der Pflege und ein weiteres Alarmsignal des viel diskutierten Pflegenotstandes.

Eine weitere Belastung Pflegender stellt die immer kürzer werdende Verweildauer von Menschen im Pflegeheim dar (Techtmann, 2015). Grund dafür ist im Wesentlichen der Ausbau ambulanter Angebote, der vielen Pflegebedürftigen eine längere Verweildauer im häuslichen Setting ermöglicht. Dieser durchaus gewünschte und wünschenswerte Effekt erschwert umgekehrt durch die Kürze der verbleibenden Zeit den Aufbau tragfähiger Beziehungen in stationären Pflegeeinrichtungen. Beispielhaft sei hier auf eine

Untersuchung des Evangelischen Johanneswerks in Nordrhein-Westfalen e.V. aus dem Jahr 2015 verwiesen. Darin wird eine durchschnittliche Verweildauer Pflegebedürftiger in den stationären Einrichtungen des Trägers von ca. 27 Monaten festgestellt.

Besonders interessant und prägnant dürfte die Tatsache sein, dass ca. ein Fünftel der Bewohner bereits innerhalb von vier Wochen nach Einzug verstarb Für Pflegende bedeutet dies nicht nur einen hohen Bedarf an zu erbringenden Pflegeleistungen, sondern auch viele Abschiede, die emotional verarbeitet werden müssen (Müller u. Pfister, 2014). Die palliative Komponente in der Versorgung demenziell Erkrankter tritt dadurch immer mehr in den Vordergrund.

5. Umsetzung von Marte Meo und Betreuung von Demenz Patienten

Bei Menschen mit Demenz ist besonders schwer, Augenhöhe herzustellen. Doch zeigen die Erfahrungen in diesem Umfeld, wie oft auch schwierige Verwicklungen sich auflösen, wenn elementare Rahmenbedingungen verwirklicht werden, durch die Menschen, die komplexe soziale Situationen nicht durchschauen können; Sicherheit und Orientierung vermittelt wird. Ganz ähnlich wie bei kleinen Kindern geht es hier um eine freundliche Form des Führens, durch die Vorhersagbarkeit und Klarheit vermittelt werden: es geht nicht um Unterordnung und Gehorsam, sondern darum, die Kooperationsbereitschaft des menschlichen Gegenübers mit seinem Beeinträchtigungen anzusprechen. Denn ein Mensch mit Demenz hat zwar einen Teil seiner Fähigkeit, die Welt gedanklich zu erschließen und sich in ihr zu orientieren, verloren, auch mehr oder weniger große Bereiche seines Gedächtnisse, zugleich aber bleibt er zu Emotionen fähig, insbesondere kann er auf ihn undurchschaubare soziale Konstellationen mit zum Teil heftigen Gefühlen reagieren.

Wie lässt sich die Methode auf den Umgang mit dementen Menschen übertragen? Menschen mit Demenz haben viele Fähigkeiten verloren; das Wissen um alltägliche Handlungen und um Verhaltensmodelle ist oft nur noch bruchstückhaft vorhanden. Aber auch das Wissen um die eigene Person wird fragmentarisch. Fachlich wird dies mit dem Begriff der Desorientierung beschrieben.

Orientierung vermittelt Sicherheit und vermittelt eine Vorstellung der Möglichkeiten. Beides brauchen Menschen mit Demenz. Was Menschen mit Demenz genauso notwendig brauchen, ist das Gefühl von Orientierung in jedem einzelnen Moment. Und dieses Gefühl speist sich aus der Erfahrung, gesehen und verstanden zu werden (persönliche Ebene) und zu verstehen (Handlungen, Abläufe usw.) Auf beides gibt Marte Meo eine Antwort, indem die wesentlichen, oben skizzierten Elemente des natürlichen Entwicklungsunterstützungsmodells auf den Umgang mit Menschen mit Demenz übertragen werden.

Wenn ich beispielsweise dem Blick eines Menschen mit Demenz folge, dann sehe ich, woran er gerade interessiert ist. Dann kann ich diesem Interesse Worte geben, z.b. Ja, Sie sehen das Herbstlaub da draußen! In diesem Moment erfährt dieser Mensch, dass er und das, was ihn interessiert, immer noch von Bedeutung ist und er erhält Worte für etwas, das ihm wichtig ist. Beides stärkt die Selbstwahrnehmung und das Selbstwertgefühl.

In sogenannten Handlungssituationen, zum Beispiel beim Waschen oder Anziehen, ist es für Menschen mit Demenz ungemein hilfreich, wenn wir ihnen nicht nur die Überschrift sagen, sondern Schritt für Schritt mitteilen, was sie jetzt als nächstes tun können bzw. was wir als nächstes tun. Auf diese Weise können sie viel länger selber aktiv sein bzw. verstehen, was mit ihnen geschieht. Und wenn diese Informationen in freundlicher, zugewandter Sprache gegeben werden, erfahren sie über den Tonfall, dass sie immer noch trotz aller Einschränkungen liebenswert sind.

Systematische Hilfen richten ein besonderes Augenmerk auf die Kommunikation, die sich z.B. um Demenz herum organisiert. Sie zielen darauf, die natürlichen Ressourcen von den an der Kommunikation beteiligten Personen zu aktivieren und neue, konstruktive Wege der Beziehungsgestaltung zu ermöglichen. Eine systemische Haltung verhält sich Ideen gegenüber respektlos und den Menschen gegenüber respektvoll (v. Schlippe u. Schweitzer, 2012, S. 207). Ideen sind so etwas wie verschiedene denkbare Möglichkeiten, einem Sachverhalt, z.B. einen Problem, zu begegnen. Wie genau sich eine Idee im Alltag bewährt, zeigt sich dagegen erst, wenn sich umgesetzt wird.

Damit wird unklar, dass systematisches Denken ein prinzipiell undogmatisches Denken ist, das in kommunikativen Zusammenhängen nach Veränderungsmöglichkeiten sucht. Systematische Beratung sind Gespräche, die darauf zielen, Veränderungsmöglichkeiten zu schaffen. Mit der videobasierten Marte- Meo- Methode tritt eine weitere Dimension hinzu, dadurch dass Alltagssituationen nicht nur besprochen, sondern auf Video betrachtet und auf ihren Nutzen für die Gestaltung zukünftiger Situationen hin ausgewertet gemeint ist. Damit werden abstrakte Möglichkeiten zu konkreten Handlungsgelegenheiten, deren Wirkung im Ablauf sichtbar und erfahrbar wird.

Marte Meo kann somit als eine besondere Beobachtung orientierte geleitete Form systemischen Arbeitens verstanden werden (Hawellek u. v. Schlippe, 2005). Wenn beobachtungsgeleitet die Rede ist, muss immer auch verdeutlich werden, unter welcher Leitperspektive beobachtet wird: Leitperspektiven sind diejenigen Muster, nach denen Beobachtungen ausgewählt, beschreiben und interpretiert werden. Sie folgen denjenigen Leitgedanken und Leitlinien, die dem professionellen Handeln eine sinnvollen, zielgerichteten Rahmen geben (Hawellek, 2012, S. 41)

Als ressourcenorientierte Methode fragt Marte Meo, wie es gelingt, Menschen mit Einschränkungen im Alltag Orientierung, Sicherheit und Wertschätzung zu vermitteln. Marte Meo bedient sich dabei der Videotechnik. Das heißt, kurze Szenen im Alltag werden gefilmt und anschließend analysiert. Dabei werden gezielt die gelungenen Momente im Kontakt herausgearbeitet und bestärkt. Die Grundannahme ist die, dass alle Begleitenden bereits gute, intuitive Kräfte in sich tragen. Das Videocoaching hilft den Unterstützenden, ihre eigenen Fähigkeiten weiter zu entwickeln. Zudem können sie liebevoll die Lösungsversuche und verbliebenen Handlungsmöglichkeiten, der Menschen, die ihnen anvertraut sind, wahrnehmen. (vgl. Bolz, 2015)

Die Basiselemente des Marte Meo-Konzepts stellen als solche nichts wirklich Neues dar, bieten aber eine Möglichkeit, die Komplexität des menschlichen Verhaltens auf das Wesentliche zu reduzieren und damit handhabbar und verstehbar zu machen. Sie liefern konkrete Informationen für alltägliche Situationen und versehen diese mit Bildern.

Eine vorwiegend defizitorientierte Sichtweise der Medizin bietet keine Leitperspektiven für die Marte- Meo- Arbeit mit demenziell erkrankten Menschen. Dafür wird eine defizitakzeptierende und Ressourcen wahrnehmende Sichtweise benötigt. Eine solche Sicht findet sich im Salutogenesekonzept Antonovkys.

5.1. Salutogenese: eine Orientierung für unterstützende Hilfen

Antonovsky hat als Schlussfolgerung seiner Salutogeneseforschung die Grundlagen seelischer Gesundheit beschreiben. Er nennt diese Grundlage Kohärenzgefühl und beschreibt sie als das durchgängige Gefühl der Verstehbarkeit, der Handhabbarkeit und der Sinnhaftigkeit der Welt und damit der jeweiligen Lebenssituationen (Antonovsky, 1997). Bei demenziellen Entwicklungen werden die Grundlage der seelischen Gesundheit nachhaltig, manchmal bis zum Zusammenbruch erschüttert.

Das Gefühl der Verstehbarkeit wird untergraben und alle Beteiligten werden zunehmend verunsichert, etwa wenn betroffene Menschen die Orientierung verlieren und nicht mehr wissen, wie sie sind und was sie wollten. Der situative, auf die eigene Person und die näheren Angehörigen bezogene Orientierungsverlust wie auch der Verlust der zeitlichen und örtlichen Orientierung gelten als ein psychiatrisches Leitsymptom für eine akute Desorientierung. Je häufiger die Missgeschicke, Entgleisungen und Verweslichkeiten der Betroffenen von ihnen selber oder ihrer Umgebung erfahren werden, desto mehr schwindet das Zutrauen in die Sicherheit und Verlässlichkeit derjenigen Kompetenzen, die für die Lebens- und Alltagsgestaltung und Bewältigung unerlässlich sind. Die Erklärung von Symptomen als normale Altersschusseligkeit, die zunächst noch hinreichend zu sein scheint, wird ebenso schleichend wie der Krankheitsverlauf brüchiger.

Ein demenzieller Verlauf wird häufig von kleineren und größeren kritischen Ereignissen begleitet, z.B. Die Oma hat zum wiederholten Male vergessen, den Herd abzuschalten, die Seife anstatt Butter in den Kühlschrank gestellt oder Unmengen von Käse gekauft in der Annahme, dass sie keinen mehr hat, etc.

Derartige Ereignisse verdeutlichen den zunächst häufig partiellen Verlust der Fähigkeit, den Alltag selbständig zu gestalten. Sie alarmieren die Angehörigen und andere Menschen aus dem Nahbereich der Person und werfen die Frage auf, was zu tun ist. Für Betroffenen ist das Gefühl der Handhabbarkeit ihrer Alltagsgestaltung infrage gestellt. Derartige Erfahrungen rufen bei den Betroffenen häufig Scham hervor. Sie reagieren dann mit Rückzug bzw. mit Erklärungsversuchen für eigentlich Unerklärliches, um wieder Verstehbarkeit und Handhabbarkeit herzustellen. Damit wird beispielsweise die Aussage, das Portemonnaie sei sicher gestohlen worden, wenn es nicht auffindbar ist, zu einer zumindest für den Moment hilfreichen Strategie. Wenn es gestohlen wurde, dann ist das schlimm, passt aber in den Erfahrungskontext, und es gibt Strategien, mit Diebstahl umzugehen. Das Portemonnaie verlegt zu haben und es mithilfe anderer an einem Ort wiederzufinden, wo es überhaupt nicht hingehört, ist für das eigene Selbstbild kaum erträglich.

Eine durchgängige Erfahrung von Betroffenen, aber auch von Menschen aus ihrem Umfeld ist daher eine tiefgreifende epistemische Verunsicherung: Die Erfahrung, sich auf die eigene Wahrnehmung und Handlungskompetenzen verlassen zu können, wird erschüttert. Selbst wenn Handlungskompetenzen noch weitgehend zur Verfügung stehen, kann das Selbstvertrauen in die eigenen Fähigkeiten gering sein und zu einem erhöhten Bedürfnis nach Rückversicherung und Bestätigung durch andere führen.

Eine Leitperspektive für die Marte-Meo-Arbeit mit Demenzbetroffenen ist demnach, die Beziehung zu den Menschen mit Demenz so zu gestalten, dass das Gefühl der Verstehbarkeit, Handhabbarkeit, Sinnhaftigkeit sowie das Zutrauen zu sich selber möglichst lange erhalten bleibt. Das Kohärenzgefühl beim Menschen entwickelt sich in der alltäglichen Kommunikation mit den Bezugspersonen und wird durch Kommunikationsprozesse fortlaufend bestätigt, differenziert und gefestigt. Im Zusammensein mit Demenzbetroffenen geht es um die Entwicklung einer auf den jeweiligen Menschen und die jeweilige gemeinsame Situation ausgerichtet Kommunikation, die es möglich macht, das Kohärenzgefühl des Menschen mit Demenz zu erhalten und, wenn möglich, zu beleben.

Durch die beobachtungsgeleitete Arbeit wird sichtbar, wann und wie genau Menschen mit Demenz in ihrem Alltag so unterstütz werden können, dass sie sich auch unter eingeschränkten Bedingungen als Kompetent, wirksam und leistungsfähig erleben können. Im späteren Verlauf der demenziellen Entwicklung wenn Leitung und Kompetenz immer mehr in den Hintergrund treten können sich Betroffene durch respektvolle Beziehungserfahrungen bis zuletzt als bedeutsam und wertvoll erleben. Die Erfahrung, dass andere ihnen mit Wertschätzung und Respekt begegnen, vermittelt den Betroffenen, dass sie Würde haben, und den Pflegenden, dass ihre Arbeit wertvoll ist und Sinn ergibt.

Die Marte Meo Methode wurde zunächst in Skandinavien in der Altenpflege eingesetzt. Nach ermutigenden Erfahrungen in verschiedenen europäischen Ländern gibt es seit mehreren Jahren auch in Deutschland Marte Meo Weiterbildungsgruppen für Pflege und Betreuungskräfte. [1]

Einige Einrichtungen haben inzwischen eine Vorreiterrolle übernommen und die Methode als ein wichtiges Instrument in der Qualitätssicherung und Entwicklung etabliert. Die

---

[1] Z.B. Netzwerk Marte Meo Altenpflege

Berichte des Pflegepersonals aus diesen Einrichtungen sprechen dafür, dass sie mit Marte Meo ein alltagstaugliches, hilfreiches und unterstützendes Instrument an die Hand bekommen haben.

Die Fallberichte verdeutlichen ein jeweils ganz auf den Einzelfall und die individuelle Betreuungssituation zugeschnittenes Vorgehen. Die Marte Meo Arbeit folgt dem generellen Prinzip, dass sich die Methode den beteiligten Menschen und ihren Alltagssituationen anpasst. Insofern ist jeder Fallbericht einmalig, die Beratungs- und Coachingarbeit jedoch folgt den gleichen Prinzipien: Zuerst wird die Alltagsgestaltung mit dem demenzbetroffenen Menschen in den Blick genommen. In einem zweiten Schritt wird mithilfe einer Videointeraktionsanalyse herausgearbeitet, welche Botschaft z.B. hinter einem Problemverhalten erkennbar ist und welche Unterstützungsformen im welchen Momenten hilfreich sind, um dem problematischen Verhalten vorzubeugen oder, wenn es auftritt, dazu beizutragen, dass es kurzfristig gemildert wird und langfristig einem konstruktiveren Verhalten weicht.

Menschen mit Demenz benötigen in aller Regel, dass ihre Initiativen wahrgenommen und bestätigt werden. Dazu ist erforderlich, dass die Betreuungskräfte zuerst Anschluss an die betroffenen Personen finden, bevor sie selber eine Pflege- oder Versorgungshandlung beginnen. Hierzu ist meist zunächst eine Anpassung an das verlangsamte Tempo des Menschen mit Demenz vonnöten. Ohne eine derartige Anpassung ist keine Kontaktaufnahme möglich.

In Marte Meo Konzept wird mit dem Begriff des Folgens eine Haltung der Betreuungsperson beschrieben. Beim Folgen nimmt sich die Betreuungsperson Zeit, um zu sehen, wo sich die Aufmerksamkeit des Menschen mit Demenz gerade befindet und was er von sich zeigt, um anschließend darauf zu reagieren. In Momenten des Folgens wird dem Menschen mit Demenz nicht mit Erwartungen und Zielen begegnet, sondern er wird so wahrgenommen und bestätigt, wie er gerade ist. Darin drückt sich eine tiefe Wertschätzung aus. Der Blick richtet sich darauf, was das ist, und nicht darauf, was verloren gegangen ist oder jetzt getan werden soll. Mit diesem Blick bleiben Respekt und würdevoller Umgang bis zuletzt erhalten.

Erst auf dieser Basis, die immer wieder neu gestärkt werden muss, können Erwartungen an Menschen mit Demenz formuliert werden.

Hierzu braucht es klare Leitung, um Unterstützung da zu geben, wo Fähigkeiten verloren gegangen sind, und um wie die Wahrnehmung der Umgebung zu ermöglichen.

Die Situativ passende Balance von Folgen und Leiten stellt den Kern des Marte Meo Konzept dar.

5.2. Fallbeispiel

Die nachstehende Fallberichtet gibt ein Einblick der Arbeit mit demenzbetroffenen Patienten. Die Grundlage diese Bericht aus der praktischen Arbeit mit Marte Meo ist zumeist Arbeiten, die anlässlich der Zertifizierung zum Marte Meo Therapist bzw. Marte Meo Colleguetrainer [2] vorgelegt wurde. Aus Gründe der Anonymisierung, dass die Arbeitsweise, die Erfahrungen der Beteiligten und die Effekte der Marte Meo Arbeit nach wie vor zur Darstellung kommen. Alle Informationen, die Rückschlüsse auf die beteiligten Personen erlauben, wurden geändert.

Eine Pflegende leidet an starken Rückenschmerzen. Wegen einer Grippewelle will sie ihr Team nicht im Stich lassen und arbeitet trotz Schmerzen. Sie ist bei Herrn K. eingeteilt und soll ihn mobilisieren. Er leidet an einer zunehmenden Demenz. Die letzten Tage waren sehr anstrengend: obwohl er körperlich „rüstig" ist, konnte sie ihn nicht rückenschonend unterstützen beim Aufstehen. Schon fast sitzend ließ er sich plötzlich wieder nach hinten fallen. Dies erforderte von ihr ein schnelles Handeln, damit er sich den Kopf nicht an der Wand aufschlug, leider mit ruckartigen und für sie schmerzhaften Bewegungen. Diese Mobilisation bei Herrn K. war alleine kaum mehr zu bewältigen – wegen der angespannten Personalsituation holte sie sich aber keine personelle Unterstützung, weil dies zu einer zusätzlichen Belastung des Teams führen würde.

Was bringt nun die Marte Meo Methode in dieser Situation konkret?

Videoanalyse nach Marte Meo stärkt Pflegende und Demenzerkrankte
Die Pflegende entschließt sich, eine Filmsequenz in die Marte Meo Ausbildung mitzunehmen um herauszufinden, wie ihr die Mobilisation besser gelingen könnte. Anhand des Films werden ihr sowohl ihr unterstützendes Kommunikationsverhalten als auch

---

[2] Informationen zu den Marte Meo Weiterbildungsgängen und zu weiterführender Literatur sind auf der Webseite des Norddeutschen Marte- Meo- Institut zu finden: www.nmmi.de

Bedürfnisse des Bewohners aufgezeigt. Bei der nächsten Mobilisation wendet sie folgende Marte Meo Elemente nun bewusst an:

Sie nimmt sich Zeit mit Herrn K. Kontakt zu machen, weil sie im Marte Meo Kurs anhand ihres Films gesehen und gelernt hat, dass ihm ein guter Anschluss ermöglicht, viel besser zu kooperieren.

Sie weiß, dass wichtig ist, ganz ruhig, freundlich und direkt zu ihm zu sprechen und seinen Blick zu halten. Sie benennt einen Schritt nach dem anderen: «Herr K., Sie können sich hier am Bügel halten und aufrichten. Ja genau (sie bestätigt ihn und benennt den nächsten Schritt) und jetzt stellen Sie die Beine auf den Boden, ja genauso.»

In der Filmsequenz war sichtbar, dass er sich in dem Moment zurückfallen ließ, als er nicht mehr selber weiter wusste. Sie achtet nun genau auf seine Signale. So sieht sie, dass er auch jetzt nicht mehr selber weiß, wie es weiter geht: deshalb benennt sie den nächsten Schritt. «Jetzt können Sie sich am Rollator festhalten». Dadurch erhält er Orientierung und Sicherheit und Weiß, was er als nächstes tun kann und tut genau das: er hält sich am Rollator fest. Die schnellen und ruckartigen Bewegungen, die sie letztes Mal machen musste, damit er beim Zurückfallen den Kopf nicht verletzte und der damit verbundene Zeitaufwand, kann sie diesmal so vermeiden. Immer wieder wartet sie aufmerksam und schaut genau, was er selber tun kann und wo er Unterstützung braucht.

Er richtet sich nun selber auf. Sie sieht das und benennt ihn: «Sie stehen ganz gerade», er lächelt sie dankbar an. Ein Happ-Happ Moment für sie: sie kann sich so bewusst stärken und kurz erholen. Mit ihrer kommunikativen Marte Meo Unterstützung kann er viel besser mitarbeiten als erwartet. Da sie ihm ständig folgt mit ihrem freundlichen Blick sieht er ihr Lächeln, als er aufguckt. Er lächelt zurück: ein guter Moment für ihn und für sie, der beide für die nächste schwierige Aufgabe zu stärken vermag. Nun sieht sie, dass er sich an den weiteren Ablauf nicht erinnern kann. Schritt-für-Schritt Anleitung nach Marte Meo ist gefragt: «Nun können Sie Richtung Lavabo gehen», …immer aufmerksam wartend und seinen Bewegungen mit dem Blick folgend…. «ja, genau, noch einen Schritt»….. «nun können Sie sich am Lavabo festhalten».«Super. Jetzt stelle ich den Stuhl hin, Sie können sich setzen fürs Waschen.»… «Sehr gut.» Herr K. strahlt sie an.
Sie hat ihn seit Wochen nie mehr sprechen gehört. Aber nun sagt er: «Gut gemacht.

Danke.» Da die Pflegende das hört und wahrnimmt, kann sie sich bewusst über sein Lächeln und sein leises Danke freuen (Happ-Happ) und so gleich ein wenig Energie tanken. (vgl. Marte Meo, 2015)

Dank der Videointeraktionsanalyse nach Marte Meo (Aarts, 2011, S. 185) kann sie hier Pflegequalität reflektieren und am eigenem positiven Modell lernen. Die Pflegenden erhalten durch Marte Meo neues Wissen über Demenzerkrankte Patienten. Dadurch, dass sie geschult werden, aufmerksam zu warten und kleinste Handlungsinitiativen wahrzunehmen, können sie sich ihre Arbeit erleichtern und entdecken, dass die Pflegebedürftigen oft noch ehr Fähigkeiten zeigen als gedacht. Zudem erhalten sie neues Wissen über ihr eigenes kommunikatives Unterstützungsverhakten in Pflegeinteraktionen und dessen Wirkung auf die Betreuten.

Inzwischen gibt es europaweit etliche wissenschaftliche Studien, die den Erfolg von Marte Meo in der ambulanten und stationären Pflege belegen: Die Arbeitszufriedenheit und -freude der Mitarbeiter steigt. Aus psychohygienischer Sicht tut ihnen die Methode gut, weil sie dadurch ihre eigenen Stärken spüren. Auch fühlen sich Bewohner beziehungsweise Klienten besser wahrgenommen, was zu einer Reduzierung von schwierigen Verhaltensweisen führt. Generell lässt sich feststellen: Marte Meo wirkt sich positiv auf die Kooperationsfähigkeit aller Beteiligten aus und trägt zu einer freundlicheren Atmosphäre im Hause bei.

6. Evaluation

Mittlerweile liegen interessante Forschungsergebnisse zur Wirksamkeit von Marte Meo bei Demenz vor. Marte Meo nimmt hilfreiche und unterstützende Interaktionen in den Blick. Daher stellt sich die bisherige Forschung zu Marte Meo unter andere folgende Fragen:

Führt die Anwendung der Methode zu größerem Wohlbefinden bei Menschen mit Demenz, und gibt es eine Abnahme herausfordernden Verhaltens?
Hat die Methode einen Einfluss auf die Zufriedenheit und berufliche Kompetenz der Mitarbeiter?

Diese zwei Forschungsfragen werden in im Folgenden verantwortet. Dies Basis dafür bilden die Untersuchungen von Alnes, Kirkenvold und Skovdahl (2011), der Bremer

Heimstiftung BHS (Schäuble u. Scholz, 2013) sowie von Zwicker-Pelzer (2013).

Alnes et al. Können in ihrer Untersuchung folgende Effekte feststellen:

Eine verbesserte Fähigkeit von Mitarbeiter, die Art des Ausdrucks von Bewohnern zu verstehen, eine erhöhte Aufmerksamkeit für die noch verbliebenen Fähigkeiten, ein Verständnis darüber, wie wichtig es ist, sich Zeit zu nehmen, Interaktionen abzustimmen, Blickkontakt aufrechtzuerhalten und die Situation in Handeln zu beschreiben; dadurch war es offensichtlich möglich, die Fähigkeit der Patient, mit Situationen umzugehen, zu verbessern.

Hinweise zur Lebensqualität von Menschen mit Demenz finden sich bei Alnes et al. Indirekt: Es wird festgestellt, dass Mitarbeiter die Signale von Menschen mit Demenz mithilfe von Marte Meo besser lesen können.

Bei der Marte Meo Arbeit steht die Verbesserung der Lebensqualität im Mittelpunkt der Hilfe. Marte Meo Berater können immer wieder erleben, wie unter günstigen Bedingungen, d.h. unter Bedingungen, die die Bedürfnisse der Erkrankten berücksichtigen, so manche verloren geglaubte Fähigkeit zumindest zeitweise wieder auftaucht und zum Wohlbefinden des Betroffenen beiträgt. Dieser Erklärungsansatz deckt sich mit den Grundannahmen des Marte Meo Konzepts.

Sehr gut erforscht sind die Auswirkungen der Methode auf Mitarbeiter, die durchweg positiv dargestellt werden. Das Praxisforschungsprojekt von Zwicker-Pelzer (2008) aus der stationären Pflege zeigt bei den Mitarbeitern einen deutlichen Zuwachs an Selbst- und Fachkompetenz sowie eine Steigerung der Arbeitszufriedenheit.

Die Besprechung der Filme im Team ermöglicht allen Mitarbeitern, von der Information zu profitieren. Es entwickelt sich eine gemeinsame Sprache über die Berufsgruppen hinweg, die positiv auf die Zusammenarbeit auswirkt. Zwicker-Pelzer führt aus, dass sich darüber hinaus die Informationsweitergabe über die Bewohner verändert, und zwar weg von überwiegend medizinischen und pflegerischen Informationen hin zu den Bedürfnissen und Möglichkeiten, also primär psychologischen Aspekten. Damir geht auch eine Veränderung von der Problem zur Lösungsorientierung einher, welche zu neuen und motivierenden Inhalten der Kommunikation untereinander führt. Positiv erlebt wird auch die Fehlerfreundlichkeit des Konzepts. Es geht nicht darum, immer alles richtig zu machen, sondern darum, gute Momente häufiger werden zu lassen. Dazu bietet der Alltag genügend

Gelegenheit.

7. Fazit

In einer Lebensphase, in der die sprachlichen Ausdruckmöglichkeiten immer weiter verschwinden und auf ihre Vorformen wie Lautäußerungen beschränkt sind, ist ein systemisches Werkzeug vonnöten, mit dessen Hilfe die Ausdrucksformen der Vitalität (Stern, 2011) erfasst, verstanden und eingeordnet werden können. Das videobasierte Kennen-Lernen, das Marte Meo ermöglicht, hilft den Pflege- und Betreuungspersonen, neue Unterstützungsgelegenheiten in den Alltagsinteraktionen mit Menschen mit Demenz zu finden und diese selber, aus eigener Kraft, und auf eigene Kompetenzen zu finden. Insofern kann die Methode das Selbstvertrauen und die Zuversicht der Betreuenden nachhaltig stärken und die Qualität der professionellen Arbeit weiterentwickeln:

Als wir mit Marte Meo begannen, waren wir alle angespannt. Es war befremdlich, sich selber in den Filmen zu sehen. Nachdem wir feststellen, welche kleinen und auch großen Erfolge wir durch die Methode erreichen können, hat sich die Einstellung gegenüber dem Gefilmt-Werden positiv verändert […] In unserer Einrichtungen möchte ich Marte Meo so weit ausbauen, dass alle Kollegen dies als alltägliches Hilfsangebot sehen können, weniger gestresst in ihre Arbeit zu gehen (aus der Abschlussreflexion einer Marte-Meo-Beraterin). Dem Anliegen der Beraterin ist hinzufügen, dass die Träger von Einrichtungen der Altenpflege wenn ihnen das Wohlergehen der Betreuen und der Mitarbeiter ein ernsthaftes Anliegen ist auch Zeit und Raum für die Lern und Entwicklungsprozesse der Mitarbeiter ermöglichen müssen. Das ist eine Investition, die sich für alle lohnt.

Literaturverzeichnis

Alnes, M. (2008). Die Botschaft hinter herausfordernden Verhalten verstehen. Marte Meo Magazine, 39 (2), 48-49

Bartens, W. (2016). USA: Weniger demenzerkranke Senioren. Zugriff am 01.12.2018 unter http://www.sueddeutsche.de/gesundheit/2.220/demenz-trend-ruecklaeufig-1.3259217

Becker, U. (2014).Mal Alt werden. Marte Meo- aus eigene kraft
https://mal-alt-werden.de/marte-meo-aus-eigener-kraft/. Zugriff am: 25.11.2018
Becker, U. (2013). Marte Meo – Kooperation ermöglichen. SZN- Zeitschrift für Seniorenzahnmedizin, 1(3), 181-185

Becker, U. (2014). Marte Meo- die kleinen entscheidende Momente. Pflegen: Demenz, 12, 30-35.

Berther, C., Loosli, T. (2015). Die Marte Meo Methode. Ein bildbasiertes Konzept unterstützender Kommunikation für Pflegeinteraktionen. Göttingen: Hogrefe.

Cordula Bolz, 2015: Umgang mit Demenz, Zugriff am: 28.11.2018. Unter http://www.umgang-demenz.de/marte-meo.html,

Deutsche Alzheimer Gesellschaft e.V. (2018). Demenz- Das wichtigste. Ein kompakter Ratgeber. Zugriff am 20.11.2019, unter
https://www.deutschealzheimer.de/fileadmin/alz/broschueren/das_wichtigste_ueber_alzheimer_und_demenzen.pdf .

Deutsche Alzheimer Gesellschaft Kreis Gütersloh e.V., (o.J.): 17 Zitate, 17-mal Lebensfreude, Zugriff am: 25.11.2018, unter http://www.alzheimer-guetersloh.de/?page_id=327.

Klug,M. (2015). Bahnbrechende Studie aus der Forschung: Die Nonnen-studie. Zugriff am: 01.12.2018, unter http://dzd.blog.uni-wh.de/bahn-brechende-studien-aus-der-forschung-die-nonnenstudie/

Knieps, F., Pfaff, H. (Hrsg.) (2016). BKK Gesundheitsreport 2016. Berlin: Medizinisch Wissenschaftliche Verlagsgesellschaft.

Kurz, A., Freter, H.-J., Salx, S., Nickel, E. (2016). Demenz- Dad Wichtigste. Deutsche Alzheimer Gesellschaft e.V. Selbsthilfe Demenz.

Marte Meo Magazine (2015). Demenz und Marte Meo. Zugriff am 03.12.2018, unter https://www.martemeo.com/~uploads/magazine/files/correctieproefart52glooslibertherv 1copyisgoeddef.pdf
Marte Meo Konzept, o.J. Zugriff am 10.12.2018, unter http://www.martemeo.de/Konzept/page.html

Meier, W., Barnikol; u. (2014). Neurokognitive Störungen im DSM-5. Durchgreifende Änderungen in der Demenzdiagnostik. Nervenarzt, 85(5): 564-570.

Müller,M., Pfister, D. (2014). Wie viel Tod verträgt das Team?: Belastungs- und Schutzfaktoren in Hospizarbeit und Palliativmedizin. Göttingen: Vandenhoeck & Ruprecht.

Schäuble, N., Scholz, P. (2013). Marte Meo eine nachhaltige Methode zur Verbesserung der Ergebnisqualität in der Versorgung von Menschen mit Demenz. Zugriff am 09.12.2018, unter http://nmmi.office-on-the.net/evaluation.pdf

Schlippe, A. v., Schweitzer, J. (2012) Lehrbuch der systematischen Therapie und Beratung I: Das Grundlagenwissen. Göttingen: Vandenhoeck & Ruprecht.

Techtman, G. (2015). Die Verweildauer sinken. Statistische Analysen zur zeitlichen Entwicklung der Verweildauer in stationäre Einrichtungen. Bielefeld: Altersinstitut gGmbH. Zugriff am 01.12.2018, unter https://www.alters-institut.de/files/alters-institut_analyse_verweildauer_dowm-load_ck.pdf

Zwicker-Pelzer, R. (Hrsg.) (2013). Marte Meo in Betreuung und Pflege (2.Aufl.). Aspekte der Freire-Pädagogik Nr. 54 Oldenburg: Paolo-Freire.

Abkürzungsverzeichnis

bzw. beziehungsweise

ca. circa

d.h. das heißt

etc. et cetera

o.ä. oder ähnlich

o.J. ohne Jahr

u.a. unter anderen

u. und

vgl. vergleiche

z.B. zum Beispiel

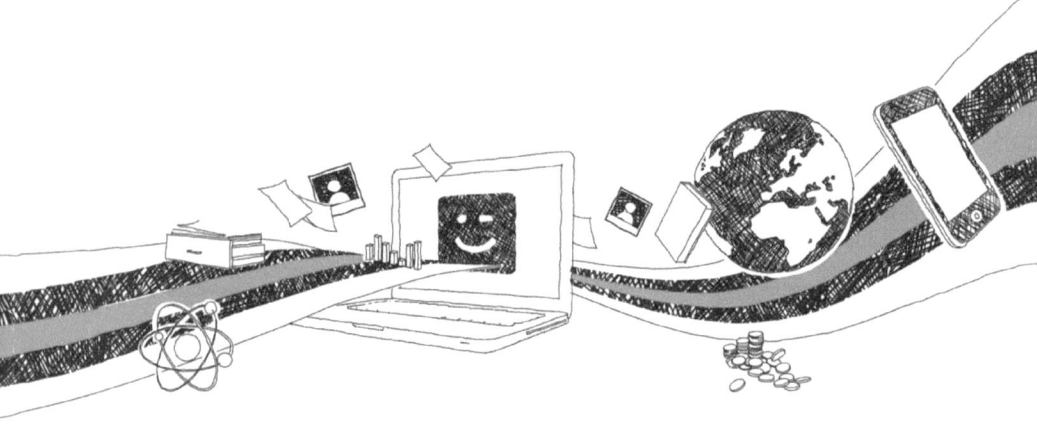
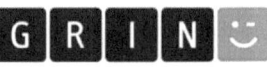